AF383697

CONTRIBUTION

A L'ÉTUDE DE LA

PATHOGÉNIE DE L'ALBUMINURIE

PAR

H. DAUVÉ

Docteur en Médecine

LYON

IMPRIMERIE TYPOGRAPHIQUE H. ALBERT
6, quai de la Guillotière, 6

1880

CONTRIBUTION

A L'ÉTUDE DE LA

PATHOGÉNIE DE L'ALBUMINURIE

CONTRIBUTION

A L'ÉTUDE DE LA

PATHOGÉNIE DE L'ALBUMINURIE

PAR

H. DAUVÉ

Docteur en Médecine

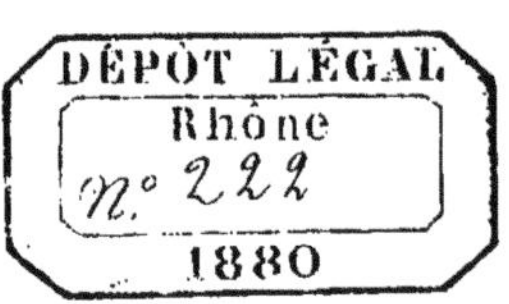

LYON

IMPRIMERIE TYPOGRAPHIQUE H. ALBERT

6, *quai de la Guillotière,* 6

1880

INTRODUCTION

Le but principal de ce travail, fait sous la direction de
M. le professeur Lépine, a été de confirmer le fait qu'il y a
dans l'urine albumineuse plusieurs substances albuminoïdes
distinctes que l'on peut cliniquement isoler, et de rechercher
si le dosage des deux principales d'entre-elles peut fournir
quelques notions utilisables en clinique. Pressé par le
temps, je n'ai pu poursuivre autant que je l'eusse voulu ce
dernier point de vue : je n'ai fait qu'entrevoir le but, et
laisse à d'autres la tâche de l'atteindre. Ma thèse renferme
cependant, outre un certain nombre de faits de détails,
une notion tout-à-fait nouvelle, celle de l'abondance rela-
tive dans l'urine albumineuse de la substance connue sous
le nom de métalbumine, de caseine du sang, et à laquelle
de récents travaux imposent le nom de globuline. Jus-

qu'ici on la croyait en quantité fort médiocre relativement à la sérine. Il r.'sulte au contraire des dosages que j'ai fait suivant la méthode qui m'a été indiquée par M. Lépine, que cette substance est, au contraire, au moins dans certains cas, plus abondante que la sérine. Tel est le fait le plus nouveau contenu dans mon travail.

Avant d'entrer en matière, je tiens essentiellement à adresser mes plus vifs remercîments à M. le proeseur Lépine, mon excellent maître, qui, pendant tout le temps de mes recherches, n'a cessé de me prodiguer ses lumières et son temps pour me guider dans ce travail.

PATHOGÉNIE DE L'ALBUMINURIE

CHAPITRE PREMIER

§ I

L'albumine dans l'urine est le résultat d'un phénomène de filtration.

Les matériaux de l'urine tels que l'urée et l'acide urique préexistent dans le sang. C'est un fait depuis longtemps reconnu et que les expériences de M. Gréhant ont définitivement établi pour l'urée. La sécrétion urinaire paraît donc un phénomène de filtration ; ce que l'on peut seulement dire c'est que c'est une filtration élective dans laquelle le produit, en raison des propriétés particulières de la membrane, est profondément modifié. En effet, la proportion d'urée, de chlorures etc., est beaucoup plus grande dans l'urine que dans le sang, et, à 1 état normal, l'albumine du sang ne transsude pas.

Comment se fait, à l'état pathologique, le passage de l'albumine dans l'urine ? Si la théorie de Küss, reprise par von Wittich, était exacte, en d'autres termes si normalement le glomérule laissait filtrer le plasma tout entier y compris ses matériaux albuminoïdes, et si les cellules épithéliales des tubes étaient chargées à l'état normal de la résorption de ces matériaux albuminoïdes, la coïncidence d'une albuminurie intense avec de graves altérations de ces cellules n'aurait rien que de fort rationnel : l albuminurie s'expliquerait naturellement par la cessation de leur activité ; malheureusement pour la facilité de l'explication la théorie de Küss ne paraît pas soutenable, à cause des graves objections dont elle est passible. Une d'elles a été formulée par Ludwig qui fait remarquer que si le plasma passait tout entier à travers la paroi glomérulaire, la quantité de matériaux albuminoïdes à résorber serait vraiment prodigieuse.

Ludwig de son côté prétend que le glomérule est la pièce la plus importante : C'est là que seraient secrétés tous les principes essentiels, mais à l'état de grande dilution ; les autres parties du rein n'auraient d'autre rôle que d'amener une concentration progressive de ces principes. Au contraire, dans l'opinion de Bowman, les glomérules serviraient seulement à séparer l'eau, et la sécrétion des principes spécifiques se ferait dans les cellules spéciales des canalicules urinifères.

Heidenhain, par ses expériences, paraît donner gain de cause à la théorie de Bowman. On sait que quand la tension du sang est fort abaissée, l'écoulement de l'urine ne se fait plus ; ainsi pour obtenir la suppression de la sécrétion urinaire il sufflt de diminuer la pression artérielle, soit par une saignée abondante, soit par une section de la moëlle épinière au-dessous du bulbe (1). Chez un animal auquel la section de la moelle cervicale a été pratiquée, Heidenhain, injecte une solution d'indigo ; or voici ce qu'il observe : il n'arrive pas dans la vessie la plus petite quantité d'urine, mais la matière colorante passe cependant dans le rein ; elle n'occupe qu'une partie de l'organe, la substance corticale. Les parties colorées sont les canalicules contournés et les branches montantes des anses d'Henle ; or, ces parties sont précisément celles qui sont revêtues d'un épithélium qui rappelle la disposition des organes sécréteurs. Cette expérience est à coup sûr fort intéressante, mais elle ne s'applique pas directement à notre objet qui est l'étude de l'albuminurie.

A l'état pathologique, où passe donc l'albumine? M. Gubler prétend que les cellules des épithéliums tubulaires, en vertu d'une singulière perversion fonctionnelle de nature inflammatoire ou autre, pourraient laisser exsuder de l'albumine dans la cavité des canalicules. Cette hypothèse est admissible, mais elle ne repose sur aucun fait positif, et les travaux récemment publiés par M. Cornil, ne peuvent guère lui servir d'appui. En effet, M. Cornil a observé, dans le cas de néphrite aïgue et chronique, la production (aux dépens des cellules épithéliales des tubes coutournés) de boules de mucus qui s'échappent dans la cavité des tubes et qui, en s'agglutinant ensemble, peuvent former des cylindres. Mais M. Cornil ne prétend nullement que cette lésion soit la source principale de l'albuminurie ; il exprime même fort explicitement l'idée que la majeure partie de l'albumine qui

---

(1) *Journal de l'anatomie*, 1879.

se rencontre dans l'urine est le résultat d'une transsudation du plasma sanguin à travers les glomérules.

Ainsi, M. Cornil qui eut pu être naturellement enclin à rapporter l'albuminurie aux altérations épithéliales qu'il a découvertes, la considère comme le résultat de la filtration du plasma et localise dans le glomérule ce processus morbide. Dès lors la question qui se pose est celle de savoir pourquoi, à l'état normal, il n'y a pas au niveau du glomérule de transsudation d'albumine; c'est que l'épithélium normal qui revêt le péloton glomérulaire y met obstacle, si toutefois 1º des modifications de pression, 2º des altérations de l'albumine circulant dans les vaisseaux glomérulaires ne viennent pas rendre cette transsudation possible. Etudions maintenant ces deux ordres de modifications.

§ II

Des modifications de la pression.

Jusqu'ici on avait toujours cru que dans le cas où l'albuminurie était le résultat d'une modification de la pression, c'était une augmentation de pression qui était en cause; mais récemment un jeune savant Suédois, M. Runeberg, est venu contredire cette opinion en se fondant sur des expériences de filtration des solutions albumineuses à travers des membranes animales (1). Ces expériences ont été fort bien conduites, et tant qu'un physicien autorisé ne les aura pas contredites, nous devons les tenir pour exactes. Nous ne pouvons pas suivre M. Runeberg dans les détails de ses remarquables recherches, nous nous contenterons de signaler quelques unes de ses conclusions (2).

Si une membrane animale a été pendant un certain temps soumise à un certain degré de pression, la vitesse de la filtration devient sensiblement constante : si alors on surcharge un peu la membrane, la vitesse de la filtration commencera par augmenter, puis elle diminuera progressivement jusqu'à un certain degré où elle redeviendra constante. Si au contraire on diminue la pression, la vitesse de la filtration commencera par diminuer, puis elle augmentera progressivement jusqu'à un certain degré également constant.

Pour une m'me pression, la vitesse de la filtration peut être peu différente à travers une même membrane. Elle est plus grande si dans l'intervalle de deux déterminations la membrane a été déchargée, elle est moindre si au contraire dans l'intervalle elle a été surchargée.

Il n'y a pas d'ailleurs de proportion entre les charges et les vitesses de filtration. Voilà les deux principales conclusions auxquelles Runeberg arrive, et sur lesquelles il s'appuie pour établir sa théorie assurément inattendue, que ce n'est pas l'augmentation, mais bien la diminution de pression qui cause l'albuminurie. Si cette théorie était bien démontrée elle ferait nécessairement une révolution dsans le

---

(1) *Deutsches Archir,* XXIII.
(2) *Archiv für Heilkuude* 1877.

idées ayant actuellement cours sur la pathogénie. Pour le moment, nous nous contenterons de dire que M. Runeberg nous semble avoir été un peu trop absolu (3), nous irons même plus loin, et nous allons essayer de prouver, dans le paragraphe suivant, que les variations de quantité de l'albuminurie ne peuvent s'expliquer par des variations corrélatives de pression.

§ III

Il y a déjà trente ans un médecin anglais, Parkes, a montré qu'il y a des albuminuries qui n'existent qu'à certaines heures de la journée. Le premier cas de Parkes a trait à un malade atteint de maladie chronique de Bright avec anasarque et présentant des moules de tubes dans l'urine. L'urine, secrétée pendant une heure, quinze heures après le repas contenait quatorze grains d'albumine (0 gr. 7). Le même

---

(3) Pour plus de détails voir la Revue critique de la *Revue mensuelle*, avril 1880.

jour, l'urine (également d'une heure), mais de deux heures après le repas, contenait trente quatre grains (1 gr. 7). Chez le même malade, un autre jour, l'urine de jeûne renfermait 11 grains(0 gr. 55) d'albumine et l'urine de la digestion 30 grains (1 gr. 5) (1).

Dans un second cas de Parkes la maladie était compliquée, et l'influence de l'alimentation quoique réelle était moins nette. Enfin il a publié un troisième cas, non de maladie de Bright, mais de maladie valvulaire du cœur avec une urine faiblement albumineuse. Ici les résultats étaient renversés. A deux reprises, Parkes, a constaté que l'urine de jeûne renfermait davantage d'albumine ; mais comme la quantité d'albumine n'atteignait pas un grain, la différence ne portait que sur les décimales (milligrammes).

Pavy dit qu'il a fait lui-même la même recherche dans deux cas d'albuminurie à l'hôpital du Guy(2). A trois reprises il recueillit l'urine des trois heures précédant et des trois heures suivant le repas, et également au repos, l'urine des six heures avant et des six heures après le repas. Dans ce cas le malade prenait un repas trois heures après le premier. Or, chaque fois, l'urine renfermait pour cent plus d'albumine dans la période consécutive aux repas ; mais il est à noter que la quantité absolue d'albumine était moindre, l'urine étant toujours plus rare dans la période consécutive. Voici du reste son tableau :

---

(1) *Med. Times and Gazette* 1852.
(2) *Lancet,* 1863.

	DATE	HEURE	Quantité d'urine en gramme.	Quantité d'albumine par litre en gr.	Albumine totale en gramme.	TRAITEMENT
I	Mars 4	5 h. à 8 h. m.	225 »	9,60	2,16	
	—	8 h. à 11 h. m.	105 »	15,60	1,63	Déjeuner composé de pain et
	— 5	5 h. à 8 h. m.	352,50	9,05	3,11	de beurre, 3
	—	8 h. à 11 h. m.	202,50	16,50	3,34	œufs et une pinte de cacao à 8
	— 6	5 h à 8 h. m.	255 »	10,33	2,63	h. m.
	—	8 h. à 11 h.	150 »	16,01	2,40	
	— 9	12 h. à 6 h.	660 »	10,50	6,93	
	—	6 h. à minuit.	390 »	14,33	5,48	Même déjeuner et petit déjeuner à 9 h.
	— 10	12 h. à 6 h.	450 »	9 »	3,95	
	—	6 h. à minuit.	390 »	13,50	4,20	
II	— 9	12 h. à 6 h.	615 »	6,83	4,10	Même déjeuner et petit déjeuner à 9 h.
	—	6 h. à minuit.	525 »	9,50	4,98	

Il est bien difficile, dans les deux cas de Parkes et dans
celui de Pavy, d'affirmer que l'albuminurie tient à des variations de la tension vasculaire. Il nous semble que l albuminurie qui se présente à un plus haut degré après les repas
qu'avant, peut s'expliquer aussi bien par la présence en
plus de l'albumine des aliments. On sait que Gubler avait
pensé que l'augmentation de l'albuminurie après les repas,
tenait uniquement à ce qu'il y avait alors une plus grande
quantité d'albumine dans le phasma.

Faut il accepter cette manière de voir ? nous ne le pen-
sons pas et il nous semble qu'il faut faire jouer un rôle à la
qualité de l'albumine. Nous savons qu'il y a plusieurs sortes

d'albumine dans le sang. Toutes ces albumines, chimique-
ment différentes, présentent entre elles des différences de
filtration. Ne se peut il pas que l'albumine des aliments filtre
mieux? Telle est l'hypothèse que nous allons essayer de sou-
ténir:

Nous prenons 20 c°. d'urine à jeun, que nous mettons dans
un dialyseur et nous ajoutons une goutte d'acide cyanhidrique
pour empêcher la putréfaction. Nous laissons dialyser pendant 48 heures, puis nous dosons l'azote contenu dans ces 20
c°. d'urine. Le dosage nous donne la quantité d'azote corres-
pondant à la quantité d'albumine contenú dans ces 20 c°.
dont nous déduisons la quantité par litre. Préalablement,
nous avons pris d'un autre côté 20 c°. de la même urine, nous
l'avons précipitée par 60 c°. d'alcool; nous recueillons le précipité et nous dosons l'azote, nous trouvons une différence.
Nous répétons la même expérience pour l'urine de la digestion, et nous trouvons une plus grande différence entre les
deux opérations. Nous regrettons de ne pouvoir donner nos
chiffres qui ont été égarés, mais nous croyons pouvoir dire
que, dans nos deux expériences successives, nous avons eu
une perte plus grande pour 100 dans l'urine de la digestion que dans l'urine à jeun.

La recherche de la diffusibilité est difficile. Il serait donc
fort utile d'avoir une autre méthode moins pénible pour
apprécier les différences de nature. MM. Lauder Brunton
et Power, ont cru pouvoir la trouver dans la recherche des
points de coagulation (1). Malheureusement la même albumine
peut se coaguler à des températures fort différentes, suivant
son état de dilution et suivant qu'il se trouve dans l'urine

---

(1) *Saint-Bartholomew's. Hospital. Reportes* 1877.

des proportions différentes de sels, d'urée, etc., etc., etc. Ils ont cru pouvoir éliminer les causes d'erreur en déterminant avec exactitude la perturbation apportée par l'urée et par l'acide urique et ils ont remarqué que l'urée retarde et que l'acide urique avance le point de coagulation. Nous avons répété les expériences de ces auteurs, et nous avons remarqué, en effet, que pour les mêmes quantités d'albumine, les points de coagulation étaient différents, que l'écart quelquefois était de 3 et 4 degrés et que nous arrivions rarement au même degré de coagulation pour l'urine des différentes heures de la journée. Nous allons donner un aperçu des chiffres que nous avons obtenus. Par exemple, pour les deux malades couchés l'un au N° 16 et l'autre au N° 46 et dont l'histoire clinique sera rapportée plus loin, nous avons :

```
N° 16 : Urine de  3 h. m. 5 gr. d'alb. par litre 63°
   —          11 h. m. 4 gr. 75        —      59°
   —           3 h. s.  5 gr.          —      58°
   —           7 h. s.  4 gr. 50       —      54°

N° 46 : Urine de  9 h. m. 1 gr. 50     —      66°
   —                     1 gr. 50      —      63°
```

On voit que ces chiffres présentent de grandes différences suivant les émissions d'un même jour. Nous avons cherché alors une autre méthode et nous avons ramené toutes nos urines à avoir le même chiffre d'urée afin de compenser l'erreur à chaque opération. Nos résultats ont été un peu corrigés en ce sens que l'écart était moins grand surtout pour les mêmes quantités d'albumine. Déjà, dans cette nouvelle étude, nous avons, en général, un chiffre moins élevé pour le maximum d'albumine et un chiffre haut pour le minimum. Cependant, ce résultat n'est pas constant et nous ne pouvons nous baser sur lui pour en faire une règle.

Le tableau suivant le prouve :

				Alb. en gr.	Coag.
N° 16. — 21 Février :	Urine de	1 h. m.		2,50	58°
—	—	de 7 h. m.		2,50	59°
—	—	de 11 h. m.		3,50	56°
—	—	de 3 h. s.		4,50	55°
—	—	de 7 h. s.		3,50	57°
22 Février	—	de 3 h. m.		2,50	60°
—	—	de 7 h. m.		2,50	59°
—	—	de 11 h. m.		3	58°
—	—	de 3 h. s.		3	56°
—	—	de 7 h. s.		3,5.	58°
—	—	de 11 h. s.		3	62°

On voit, d'après ce tableau, que le 21, pour le maximum d'albumine, nous avons le minimum de point de coagulation, sauf cependant pour l'urine de 7 heures du soir ; de même, le 22, l'exception existe pour l'urine de 7 heures et 11 heures du soir. Nous remarquons de plus que, pour la même quantité d'albumine, les chiffres ne coïncident pas et diffèrent de 1 à 3 degrés. Il y a donc encore tantôt un retard, tantôt une avance qui sont causés par la présence d'autres sels contenus dans l'urine dont l'élimination n'est pas faite. Nous avons cherché à obvier à toutes ces erreurs au moyen de la dialyse. La dialyse nous élimine d'abord l'urée et les autres sels qui sont, il est vrai, en petite quantité dans l'urine. Nous devons donc opérer sur de l'urine dépourvue entièrement d'urée, et nous nous en sommes assurés chaque

2

fois. Voici les chiffres comparatifs que nous avons obtenus
pour le N° 16 :

		Albumine en gramme.	Coagu- lation.	Coag. après dialyse.
28 Février :	11 h. m.	4,50	59°	55°
—	3 h. s.	5	58°	56°
—	11 h. s.	3	62°	58°
29 Février :	3 h. m.	3	63°	59°
—	11 h. m.	4,50	59°	56°
—	11 h. s.	3,59	59°	56°
1er Mars :	3 h. m.	3,50	54°	58°
—	11 h. m.	5	58°	56°
—	3 h. s.	5,50	53°	55°
—	11 h. s.	5	60°	56°

Il en est ainsi pour tous les jours suivants, et nous remarquons alors que l'écart varie entre 10° pour l'urine non
dialysée, et seulement entre 4° pour l'urine dialysée. Nous
avons obtenu constamment ces chiffres pendant les quinze
jours d'observation suivants et non-seulement pour le 16,
mais pour le numéro 40 femme.

Nous arrivons ainsi à un résultat plus positif, mais nous
ne pouvons toujours pas expliquer comment cette différence
de point de coagulation se rencontre si souvent. On sait que
l'albumine du sérum comprend 1° la sérine ; 2° une substance albuminoïde dite caseine du sérum, et que, d'après les
travaux récents, il faut appeler globuline (1). On sait, d'autre
part, que cette dernière est précipitée par le sulfate de ma-

---

(1) Weyl *Zeitschrift für phys. Chemie I. p.* 72.

gnésie (Denis). Si, nous servant de ces données, nous prenons un tube dans lequel nous mettons une quantité déterminée d'urine, puis nous saturons par le sulfate de magnésie et agitons, le sulfate de magnésie se dissout en grande partie; nous laissons reposer et, au bout d'une demi-heure, nous remarquons au fond du tube un précipité de sulfate de magnésie, puis au-dessus un précipité floconneux de métalbumine. Nous répétons l'expérience pour les différentes heures de la journée, et nous remarquons que le précipité de métalbumine change avec les quantités totales d'albumine. Ainsi il n'y a pas corrélation entre les quantités et les qualités d'albumine. Cherchons cependant à expliquer cette différence. Ne connaissant pas les points de coagulation des différentes sortes d'albumine, nous les avons cherchés. Pour cela, nous avons pris du sérum, que nous avons traité par le sulfate de magnésie : nous avons filtré, et nous avons recueilli le filtrat que nous avons ramené à la densité de 1009. Nous avons pris alors le point de coagulation de ce liquide qui devrait être celui de la sérine; nous avons ensuite recueilli le précipité du filtre lavé, et le liquide a été ramené à la densité de 1009. Nous avons pris aussi le point de coagulation de ce dernier liquide, et nous avons obtenu pour le premier 65°, et pour le second 58°. Ces chiffres coïncidaient assez bien avec ceux que nous obtenions chaque jour. Il est, dès lors, probable que, quand nous obtenions un chiffre bas, la sérine n'était pas en cause. Cette expérience était facile à vérifier par la précipitation de l'urine, par le sulfate de magnésie ; nous l'avons vérifiée en effet, et nous avons trouvé, pour le 16 mars, que notre hypothèse était vraie.

Nous nous sommes alors occupé de chercher à déterminer d'une manière exacte les variations qualitatives de l'albumine dans l'urine à jeun et dans l'urine de la digestion. Il nous fallait donc après séparation de la métalbumine, doser exactement celle-ci ainsi que la sérine. Pour cela nous avons eu recours à un appareil fort commode récemment inventé par M. Flavard (1), pour le dosage de l'azote contenu dans l'urine. Nous avons pris de l'urine d'un albuminurique, n° 36, salle Sainte-Elisabeth, entrant dans le service le matin et n'ayant encore subi aucun traitement, et nous avons opéré de la manière suivante :

Nous avons pris 20 c. de l'urine à jeun que nous avons traité par le sulfate de magnésie en excès et nous avons filtré. Nous avons recueilli alors le précipité (qui n'est autre chose que la quantité de métalbumine contenue dans 20 c. cubes d'urine) et nous avons dosé l'azote. En second lieu nous avons pris le filtrat que nous avons traité par 60 c. d'alcool pour précipiter la sérine et nous avons recueilli le précipité dont nous avons dosé l'azote. Nous avons répété l'expérience pour l'urine de la digestion et voici les chiffres comparatifs que nous avons obtenus.

Urine à jeun métalbumine............. 1 gr. 50 par litre.
     —   Sérine................ 0 gr. 85   id.

Urine de la digestion, métalbumine.. 1 gr. 72   id.
     —   Sérine................ 3 gr. 29   id.

Si nous faisons la proportion, nous voyons que pour 1 gr. d'albumine à jeun il y a 0 gr. 78 de métalbumine tandis que pour 1 gr. d'urine de la digestion il y a seulement 0 gr. 51.

Pour contrôler le résultat de nos opérations, il nous restait une troisième expérience à faire: c'était de précipiter l'albumine totale au moyen de l'alcool et d'en doser l'azote. Nous

____

(1) *Société des sciences médicales de Lyon* (séances de mars)

avons fait cette expérience et nous sommes arrivés à des chiffres presque égaux à la somme des deux autres. Ainsi pour l'urine à jeun nous obtenons 2 gr. 30 par litre et la somme des quantités de métalbumine et de sérine dosées séparément nous donne 2 gr. 35. De même pour l'urine de la digestion nous obtenons 3 gr. 29 et la somme des deux albumines dosées séparément nous donne 3 g'. 37. Nous avons donc un déchet de 0 gr. 05 pour l'urine à jeun et de 0 gr. 08 pour l'urine de la digestion, déchet qui peut très-bien s'expliquer par l'augmentation d'azote que peut amener la présence des sels et aussi par les pertes que l'on fait en recueillant les précipités. Il nous est donc permis de conclure, d'après ces chiffres, que l'urine à jeun contient plus de métalbumine que de sérine et que l'urine de la digestion contient à 0 gr. 07 près, autant de sérine que de métalbumine. Ce résultat, auquel nous ne nous attendions nullement et que nous avons obtenu grâce à ce nouveau procédé de dosage des différentes sortes d'albumine, nous montre que, chez ce malade la quantité de métalbumine est plus forte dans l'urine à jeun que dans l'urine de la digestion.

OBSERVATIONS

··········|····················

Observation I

(Salle Saint-Élisabeth, nº 16. — Service de M. Lépine.)

J... M..., ajusteur-mécanicien, âgé de vingt-trois ans, n'a pas d'antécédents héréditaires. Il y a eu deux ans le 6 décembre, il remarqua en se réveillant qu'il était enflé au cou. Cet œdème disparut le soir même ; mais quelques jours après, les jambes se gonflèrent au niveau des malléoles au point qu'il ne put mettre ses chaussures. Il se décida alors à entrer à l'hôpital où il fit un séjour de quatre mois, salle Sainte-Élisabeth.

Depuis sa sortie de l'hôpital, il n'a jamais cessé de travailler ; mais, à certains moments, les jambes se gonflaient et il ne se sentait pas de courage au travail. C'est surtout en se levant le matin qu'il avait les jambes enflées. Depuis un mois les jambes sont gonflées d'une manière persistante, et le malade rentre à l'hôpital le 26 décembre à la salle Sainte-Élisabeth, n° 16.

Actuellement le malade paraît robuste et avoir de l'embonpoint ; mais il est pâle et les paupières sont gonflées. De plus le malade, a de l'ascite, de l'œdème mou des jambes, mais pas d'œdème du scrotum. Les poumons et le cœur ne présentent rien d'anormal. Le malade dit n'avoir jamais eu de douleurs de reins, ni de céphalalgie, ni de dyspnée, ni de vomissements.

Le foie est normal.

Les fonctions digestives se font bien.

L'urine du malade est d'une coloration très-pâle, sa densité est de 1011 et elle présente une légère acidité. Traitée par l'acide nitrique elle donne un précipité abondant d'albumine.

Pas d'urates.

Le traitement institué par M. Lépine, est la diète lactée : 2 litres de lait avec 8 grammes de sel dans chaque. Nous donnons le tableau des dosages de l'albumine et de l'urée calculée en azote à différentes heures de la journée.

DATES	HEURES	Quantité d'albumine par litre, en grammes.	Quantité d'azote par litre, en grammes.	COAGULATION	TRAITEMENT
28 décembre	24 h. s.	4,50	3,06		Régime lacté
—	10 h. m.	4 »	3,88		
—	5 h. s.	4,50	3,01		
29 —	5 h. m.	9,50	4,32		id.
—	7 h. s.	8 »	2,27		
30 —	10 h. m.	7 »	4,32		3 litres de lait
—	7 h. s.	8	2,27		
31 —	9 h. m.	6,50	4,31		4 litres de lait avec 12 g. de sel
—	3 h. s.	6	4,17		
1er janvier	9 h. m.	5	5,31		id.
—	4 h. s.	5	4,30		

DATES	HEURES	Quantité d'albumine par litre, en grammes.	Quantité d'azote par litre, en grammes.	COAGULATION	TRAITEMENT
2 Janvier	3 h. m.	4,50	5,20		4 litres de lait avec 12 gr. de sel
—	9 h. m.	6	2,05		
—	8 h. s.	5	3,61		
3 —	10 h. m.	5	5,22		Teinture de Boldo 100 gout^{tes}
—	3 h. s.	5,50	4,84		
4 —	3 h. m.	3,50	3,86		Boldo 200 gout^{tes} 3 litres de lait pain
—	9 h. m.	4	4,47		
5 —	3 h. m.	2,50	5,76		Id.
—	9 h. m.	3,50	4,34		
6 —	5 h. m.	2,50	4,29		Id.
—	10 h. m.	2,50	5,89		
—	7 h. s.	3,50	4,84		
7 —	10 h. m.	3,50	5,45		Boldo 200 gout^{tes} viande, pain, vin lait 3 litres
—	7 h. s.	6,50	4,06		
8 —	9 h. m.	5	5,31		id.
—	3 h. s.	6	5,45		
—	7 h. s.	5	4,47		
9 —	7 h. m.	5,50	5,02		id.
—	7 h. s.	4,50	4,27		
10 —	4 h. m.	4,50	3,61		
—	9 h. m.	5	4,84		
11 —	9 h. m.	6	5,17		id.
—	6 h. s.	9	6,02		
12 —	4 h. m.	6	5,48		id.
—	9 h. m.	7	5,64		
—	6 h. s.	7	3,93		
13 —	2 h. m.	7	7,50		id.
—	9 h. m.	8	7,22		
—	7 h. s.	7,50	7,12		

DATES	HEURES	Quantité d'albumine par litre, en grammes.	Quantité d'azote par litre, en grammes.	COAGULATION	TRAITEMENT
14 janvier	3 h. m.	3,50	5,54		Suppression de la viande
—	9 h. m.	5	5,91		
—	6 h. s.	6,50	4,47		
15 —	1 h. m.	3,50	3,13		Suppression du Boldo. Lait non salé.
—	9 h. m.	5	2,91		
—	6 h. s.	3	4,93		
16 —	3 h. m.	5	4,11		id.
—	10 h. m.	4,50	4,16		
—	6 h. s.	4	4,05		
—	11 h. s.	6	5,22		
17 —	10 h. m.	5	3,37		2 litres de lait
—	3 h. s.	4	3,05		
18 —	8 h. m.	4,50	3,12		id.
—	5 h. s.	4,50	3,42		
19 —	9 h. m.	4,50	4,52		Hypophosphite de soude 4 gr. 2 litres de lait
—	6 h. s.	4,50	2,54		id.
20 —	1 h. m.	3	3,81		
—	9 h. m.	4	3,01		
—	6 h. s.	5	4,02		
21 —	1 h. m.	3	3,86		id.
—	9 h. m.	3,50	3,18		
—	6 h. s.	4	3,54		
22 —	3 h. m.	2,50	3,26		Vin de quinquina
—	9 h. m.	2,50	3,01		
—	6 h. s.	3,50	3,89		
23 —	1 h. m.	2	3,25		Bain à 5 h. m.
—	9 h. m.	2,50	3,37		Hypophosphite 5 grammes
—	7 h. s.	4,50	4,22		
24 —	2 h. m.	3	5,45		id.

DATES	HEURES	Quantité d'albumine par litre, en grammes.	Quantité d'azote par litre, en grammes.	COAGULATION	TRAITEMENT
24 janvier.	9 h. m.	3,50	4,47		
—	7 h. s.	7	4,28		
25 —	2 h. m.	4	3,29		Hyppohosphite
—	9 h. m.	4,50	2,40		8 grammes
—	6 h. s.	5,50	2,06		
26 —	3 h. m.	3,50	3,25		id.
—	9 h. m.	5	3,50		
—	7 h. s.	7	3,38		
27 —	2 h. m.	5,50	2,65		Suppression d'un
—	9 h. m.	2,50	2,57		litre de lait
—	7 h. s.	6	2,61		
28 —	9 h. m.	7	2,41		Suppression
—	7 h. s.	5,50	2,81		du lait
29 —	1 h. m.	4	2,87		Viande
—	9 h. m.	5	3,62		
—	7 h. s.	6	3,44		
30 —	1 h. m.	2,50	3,21		id.
—	9 h. m.	4	3,26		
—	7 h. s.	7,50	3,74		
2 février	3 h. m.	5	3,62	63°	Bain à 5 h. m.
—	11 h. m.	4,75	3,86	59°	
—	7 h. s.	4,50	4,61	54°	
3 —	1 h. m.	3	3,46		Suppression de
—	7 h. m.	6	3,70	63°	l'hypophosphite. Pas de bain.
—	11 h. m.	5	4,02		
—	7 h. s.	7	4,36	68°	
4 —	1 h. m.	4	3,58		Bain à 10 h. m.
—	7 h. m.	7	3,49	63°	
—	11 h. m.	3,50	3,63		

DATES	HEURES	Quantité d'albumine par litre, en grammes.	Quantité d'azote par litre, en grammes.	COAGULATION	TRAITEMENT
8 février.	7 h. s.	5,50	3,86	67°	
6 —	1 h. m.	3	3,69		Bain à 6 h. m.
—	7 h. m.	3	3,86	60°	Perchlorure de
—	11 h. m.	5,50	4,93		fer 1 gramme.
—	6 h. s.	3,50	3,98		
8 —	1 h. m.	2,50	4,02		Pas de bain
—	7 h. m.	2,50	4,82	60°	perchlorure 1 g.
—	11 h. m.	3,50	4,47		
—	7 h. s.	2,50	3,01	65°	
9 —	1 h. m.	2	3,74		Bain à 6 h. m.
—	7 h. m.	2	2,92	56°	perchlorure 1 g.
—	11 h. m.	3	4,93		
—	7 h. m.	2,50	3,02	63°	
10 —	1 h. m.	2,	3,68		Même traitement
—	7 h. m.	2	3,62	59°	et même régime
—	9 h. m.	2	3,86		
—	11 h. m.	2,50	3,92		
—	6 h. s.	2,50	4,01	60°	

Les jours suivants 11, 12, 13, 14, le malade est au même
régime et suit le même traitement, c'est-à-dire prend son
bain à 6 heures du matin et 1 gramme de perchlorure
de fer. L'albumine ne dépasse pas ces jours 2 gr. 50 aux
différentes heures, et l'urée augmente un peu.

DATES	HEURES	Quantité d'albumine par litre, en grammes.	Quantité d'azote par litre, en grammes.	COAGULATION	TRAITEMENT
13 février	1 h. m.	2,50	4,60	,	Pas de bain.
—	7 h. m.	3	5,17	62°	Même régime.
—	11 h. m.	3	4,86		
—	6 h. s.	3	4,22	63°	
14 —	1 h. m.	2	4,32		Bain.
—	7 h. m.	2,50	3,62	62°	Même régime.
—	11 h. m.	3	4.59		
—	6 h. s.	3	4,84	67°	

Les 15, 16, 17, 18, le malade prend un bain chaque matin à
6 heures, 1 gramme de perchlorure de fer et mange toujours
un peu de viande. L'albumine varie entre 2 gr. 50 et 3 gr. 50
et l'urée diminue un peu.

DATES	HEURES	Quantité d'albumine par litre, en grammes.	Quantité d'azote par litre, en grammes.	COAGULATION	TRAITEMENT
19 février	1 h. m.	2,50	3,22		Supression du bain et du perchlorure.
—	7 h. m.	3	4,05	58°	
—	11 h. m.	3,50	3,62		Même régime.
—	7 h. s.	4	3,26	62°	
20 —	1 h. m.	3	3,01		Même régime.
—	7 h. m	2,75	3,24	56°	Reste sans traitement.
—	11 h. m.	3,50	3,62		
—	7 h. s.	3,50	3,42	59°	
21 —	1 h. m.	2,50	3,74	58°	id.
—	7 h. m.	2,50	4,22	59° 66° 72°	
—	11 h. m.	3,50	3,70	56°	
—	3 h. s.	4,50	3,86	55°	

DATES	HEURES	Quantité d'albumine par litre, en grammes.	Quantité d'azote par litre, en grammes.	COAGULATION	TRAITEMENT
21 février.	7 h. s.	3,50	3,62	57° 63° 70°	Même régime.
22 —	3 h. m.	2,50	3,62	60° 65° 69°	Id.
—	7 h. m.	2,50	3,86	59°	
—	11 h. m.	3	4,43	58°	Bicarbonate de soude 1 gr.
—	3 h. s.	3	4,34	56° 63° 69°	
—	7 h. s.	2,50	3,62	58°	
—	11 h. s.	3	4,34	62°	
23 —	3 h. m.	2	4,60		id.
—	7 h. m.	3	3,62		
—	11 h. m.	4	4,20	58° 63° 69°	
—	3 h. s.	5	3,98		
—	7 h. s.	4	4,34		
—	11 h. s.	3	3,98	62° 65° 73°	
24 —	3 h. m.	3	4,14		Id.
—	7 h. m.	4	4,12	58° 64° 72°	
—	3 h. s.	6	4,24		

DATES	HEURES	Quantité d'albu-mine par litres en grammes.	Quantité d'azote par litre, en grammes.	COAGULATION	TRAITEMENT
24 février.	7 h. s.	6,50	3,71	56° 62° 71°	Même régime
—	11 h. s.	4	3,49		
25 —	3 h. m.	2,50	3,86	55° 63° 70°	Id.
—	3 h. s.	3,50	4,59	54° 62° 65°	
—	7 h. s.	4,50	2,98		
—	11 h, s.	3	3,62	56° 62° 71°	
26 —	3 h. m.	3	3,98		On permet la viande à volonté au malade.
—	7 h. m.	4	4,40	60° 64° 72°	
—	11 h. m.	3	4,47		
—	3 h. s.	4,50	4,79		
—	7 h. s.	3	5,45	56° 63° 68°	
—	11 h. s.	2,50	4,22		
27 —	3 h. m.	2,25	4,98	57° 63° 70°	
—	7 h. s.	3,25	5,45		Même régime et même traitement
—	11 h. m.	5	4,47		

DATES	HEURES	Quantité d'albu-mine par litre, en grammes.	Quantité d'azote par litre, en grammes.	COAGULATION	TRAITEMENT
27 février.	3 h. s,	5	3,62	55° 62° 69°	Ergot de seigle 1 gramme.
—	7 h. s,	4,50	4,37		
—	11 h. s.	4	4,84	apr. dial.	
28 —	7 h. m.	4,50	4,60		
—	11 h. s.	4,50	4,48	55° 62° 66°	Même régime et même traitement
—	3 h. s.	5	4,60	56° 63° 67°	
—	7 h. s.	4,50	4,82		
—	11 h. s.	3	4,42	58° 59°	Id.
29 —	3 h. m.	3	4,23	64° 66°	
—	7 h. m.	5	3,80		
—	11 h. m.	4,50	3,74	56° 60° 62°	
—	11 h. s.	3,50	4,01	56° 61° 65°	
1er mars	3 h. m.	3,50	3,74	58° 62° 66°	Même Régime. Même traitement Bain.
—	7 h. m.	6	3,98		

DATES	HEURES	Quantité d'albumine par litre en grammes.	Quantité d'azote par litre, en grammes.	COAGULATION	TRAITEMENT
1er Mars	11 h. m.	5	3,62	56° 64° 70°	
—	3 h. s.	5,50	5,69	55° 64° 69°	
—	7 h. s.	4	3,62		
—	11 h. m.	5	4,02	56° 65° 68°	
2 —	3 h. m.	3,50	3,37	62° 64° 68°	Pas de bain.
—	11 h. m.	6,50	4,43		
—	3 h. s.	6	5,03	55° 64° 69°	
—	11 h. s.	4	3,49		
3 —	3 h. m.	7	4,01	59° 64° 68°	Id.
—	7 h. m.	5,50	3,62		
—	11 h. m.	5	3,74	58° 66° 70°	
—	3 h. s.	8	3,86	56° 61° 66°	
—	7 h. s.	7,50	4,15		

DATES	HEURES	Quantité d'albumine par litres en grammes.	Quantité d'azote par litre, en grammes.	COAGULATION	TRAITEMENT
3 Mars	11 h. s.	9	3,98	56° 62° 70°	Suppression de la viande.
4 —	7 h. m.	8	2,91		
—	11 h. m.	5	3,72	59° 64° 69°	
—	7 h. s.	6,50	3,49		
—	11 h. s.	5,50	3,62	58° 64° 70°	
5 —	3 h. m.	5,50	3,01	60° 65° 70°	Même trâitement
—	7 h. m.	3,75	2,53		
—	11 h. m,	5	2,27	58° 66° 71°	
—	3 h. s.	6	2,55	59° 64° 69°	
—	7 h. s.	6,50	3,42		
—	11 h. s.	7	3,27	56° 63° 69°	
7 —	3 h. m.	4,50	2,98		Id.
—	7 h. s.	6	2,27		

DATES	HEURES	Quantité d'albumine par litre, en grammes.	Quantité d'azote par litre, en grammes.	COAGULATION	TRAITEMENT
7 Mars	11 h. s.	6,50	3,12	57° 65° 70°	Même traitement
8 —	3 h. m.	6	3,01		Id.
—	7 h. s.	5	2,98		
—	11 h. s.	4	3,55		Id.
9 —	3 h. s.	4,50	3,27		
—	7 h. m.	5	3,15		
—	11 h. m.	4	3,48		
—	3 h. s.	6	3,01		
—	7 h. s.	6,50	2,98		
—	11 h. s.	7	3,12		Id.
10 —	3 h. m.	5	3,01		
—	7 h. m.	5,50	2,98		
—	11 h. m.	6	3,27		
—	3 h. s.	5,50	3,12		
—	7 h. s.	6	3,48		
—	11 h. s.	6	3,27		Id.
11 —	3 h. m.	5	3,49		
—	7 h. m.	5,50	3,01		
—	3 h. s.	4,50	3,37		
—	7 h. s.	4,50	3,49		Id.
12 —	3 h. m.	5	2,89		
—	7 h. m.	3,50	3,34		
—	3 h. s.	3	2,41		
—	7 h. s.	4	2,89		
—	11 h. s.	4	2,91		

DATES	HEURES	Quantité d'albumine par litre, en grammes.	Quantité d'azote par litre, en grammes.	COAGULATION	TRAITEMENT
13 mars	3 h. m.	3,50	3,36	60° 66° 71°	Même traitement
—	7 h. m.	4	2,91		
—	11 h. m.	5	4,22		
—	3 h. s.	4,50	3,26	58° 65° 70°	
—	7 h. s.	5	4,22		
—	11 h. s.	4,50	3,74		
14 —	3 h. m.	4,50	3,66		
—	11 h. m.	5	3,49		
—	3 h. s.	4,50	3,27		
—	7 h. s.	5	3,01		
—	11 h. s.	4,50	3,49		
15 —	3 h. m.	4,50	3,27		2 litres de lait
—	7 h. m.	4,25	3,49		
—	3 h. s.	6 »	3,22		
—	7 h. s.	5 »	3,13		
—	11 h. s.	5 »	3,37		
16 —	3 h. m.	5 »	2,91		id.
—	7 h. m.	5,50	3,22		
—	3 h. s.	6,50	3,01		
—	7 h. s.	6 »	3,27		
17 —	3 h. m.	6 »	2,98		Viande Perchlorure de fer 1 gr.
—	7 h. m.	5,50	3,27		
—	3 h. s.	4 »	2,65		
—	7 h. s.	4,50	3,26		
18 —	3 h. m.	4,50	2,81		id.

DATES	HEURES	Quantité d'albumine par litre, en grammes.	Quantité d'azote par litre, en grammes.	COAGULATION	TRAITEMENT
18 mars	7 h. s.	5,50	2,01		Même traitement
19 —	3 h. m.	4,50	2,98		
—	7 h. m.	5 »	3,27		
—	3 h. s.	5,50	3,01		
—	7 h. s.	6,50	3,60		
20 —	7 h. m.	5,50	2,98		id.
—	7 h. s.	6 »	3,01		

Les jours suivants, la quantité d'albumine varie toujours entre 4 et 6 grammes. L'urée augmente peu : Le malade ne peut plus plus supporter aucun traitement, il a du dégoût pour tout. L'ascite augmente et très-souvent, après ses repas, il a un œdème subit du cou. Le 26 et le 28, nous lui faisons des inhalations d'oxygène. Le malade se sent bien mieux après ces inhalations et demande qu'on lui en fasse chaque jour. L'oxygène a eu une grande action sur l'albumine qui, pendant ces deux jours, a diminué de 1 gr. 50. L'urée a très-peu augmenté, et nous n'avons jamais eu 3 grammes d'azote par litre.

En résumé : du 7 janvier au 13 du même mois, l'albumine de 3 gr. 50 monte à 7 grammes. Pendant cette période, le malade a une alimentation ordinaire, c'est-à-dire viande, légumes et lait. Du 6 au 19 février, l'albumine de 5 gr. 50 descend à 2 gr. 50, le malade prend un peu de viande, mais prend 1 gr. de perchlorure. Il en est de même dans tout le cours de l'observation ; abondante alimentation, élévation de la quantité d'albumine : astringents du rein, diminution.

Le malade meurt le 2 avril, et voici le résultat de l'autopsie.

Le sujet présente un œdème peu considérable.

A l'ouverture, on trouve un nombre considérable de granulations tuberculeuses extrêmement fines sur le péritoine pariétal et le péritoine de l'intestin. L'intestin lui-même ne présente aucune lésion de la muqueuse.

Les reins présentent le type du gros rein blanc ; le rein gauche pèse 340 gr. et le rein droit 300 gr. La substance corticale est blanche, d'aspect cireux. Une coupe, à l'état frais, et traitée par le violet de Paris, accuse la présence de la matière amyloïde. Pas de granulations tubeurculeuses ni à la coupe, ni à la surface des reins ; cette dernière est d'ailleurs très-difficile à séparer. Calice, bassinet, uretère, vessie, absolument sains.

La rate est grosse, molle, pèse 300 grammes.

Le foie volumineux, pèse 1,680 gr., de couleur chamois ; acini indistincts, un peu graisseux. Vésicule biliaire contenant peude bile.

Les deux poumons très-volumineux, lourds, pèsent : le gauche 700 gr. et le droit 730 gr. congestionnés et œdémateux, criblés de granulations excessivement fines, blanches, non opaques à leur centre, pas plus abondantes au sommet qu'à la base.

Bronches très-rouges renfermant du muco-pus, ganglions bronchiques présentant la pigmentation noire habituelle.

Face inférieure de l'épiglotte très-rouge, présentant quelques granulations ; exsudat blanchâtre, mince et adhérent sur les cordes vocales supérieures.

Le cœur est volumineux pèse 400 gr.

Ventricule droit atrophié, ventricule gauche hypertrophié, un peu dilaté, l'endocarde est tout-à-fait sain ainsi que l'aorte.

Le cerveau est absolument normal.

Le dosage des différentes albumines nous donne le 1er avril :

Métalbumine . . . . 1 gr. 12
Sérine . . . . 1 gr. 98

Le 2 avril, jour de la mort, l'urine contient beaucoup de sang.

Métalbumine . . . . 1 gr. 05
Sérine . . . . 3 gr. 62

Nous faisons la troisième expérience, c'est-à-dire le dosage de l'azote après précipitation par l'alcool des deux albumines ; nous trouvons 8 centigr. de déchet pour le 1er avril et 12 pour le 2 avril.

Observation II.

(Salle Sainte-Élisabeth, n° 46. — Service de M. Lépine.)

P. L., garçon de cuisine, âgé de vingt-neuf ans, n'a pas d'antécédents héréditaires; sa mère vit encore, son père est mort d'une chute. Il fut toujours sujet à s'enrhumer et toussait fréquemment l'été comme l'hiver. Pas d'hémoptysies. Il y a deux mois, il eut un rhume très-fort et, au moment où ce rhume disparaissait, le malade s'aperçut que le soir, en se couchant, ses jambes étaient enflées. L'enflure disparaissait pendant la nuit et revenait pendant le jour. Quelques jours après, l'enflure fut permanente et gagna bientôt toute la jambe. Au début de l'enflure du pied, le malade dit avoir eû de l'œdème de tout le côté droit de la face. A la même époque, quoiqu'il n'eût pas mal aux dents, les gencives restèrent très-sensibles à la pression ; seulement pendant quelque temps. Il eut, de plus, un peu de rachialgie et de la céphalalgie. Le 30 janvier il se décide à entrer à l'hôpital pour son œdème.

Actuellement le malade a un teint pâle, les jambes sont considérablement œdématiées jusqu'au genou. Rien du côté des poumons. Les deux bruits du cœur sont un peu éclatants ; le deuxième bruit, particulièrement, est éclatant à la pointe et à gauche. Pas de céphalalgie. Au dire du malade, l'œdème est son seul mal, il ne souffre pas du tout. Cependant, à la pression, on détermine une douleur faible au niveau du rein gauche.

Le pouls est faible, régulier, à 62 pulsations.

Le foie est normal.

L'urine est pâle, de densité 1,012, donne un précipité abondant par l'acide nitrique et coagule par la chaleur. Le traitement institué par M. Lépine est la diète lactée.

Le dosage de l'albumine et de l'urée aux différentes heures de la journée nous donne:

DATES	HEURES	Quantité d'albumine par litre, en grammes.	Quantité d'azote par litre, en grammes.	COAGULATION	TRAITEMENT
2 février	24 h.	1	5,07		
—	1 h. m.	2	4,49		Diète lactée
—	7 h. m.	1,50	5,45	66°	
—	11 h. s.	1,50	6,15	63°	
3 —	24 h.	1?	3,80		
—	3 h. m.	1,50	6,05		Id.
—	7 h. m.	1,50	5,80	65°	
—	11 h. m.	1	3,86		
—	7 h. s.	2	3,98	69°	
4 —	24 h.	1	4,02		
—	3 h. m.	1	3,86		Id.
—	7 h. m.	1,50	4,84	64°	
—	5 h. s.	2	5,81	66°	
—	11 h. s.	2	7,22		
5 —	24 h.	1	3,74		Id.
—	3 h. m.	0,50	4,11		
—	9 h. m.	1,50	5,68	63°	
—	12 h.	1,50	9,18		
—	11 h. s.	1,50	7,22	61°	
6 —	24 h.	0,75	5,06		Id.
—	3 h. m.	0,50	6,05		
—	10 h. m.	0,50	5,07	63°	
—	12 q.	0,50	3,74		
—	5 h. s,	1,50	9,64	65°	
7 —	24 h.	1	6,89		Id·
—	1 h. m.	1	7,45		
—	9 h. m.	1	6,99	61°	
—	2 h. s.	1,50	7,25		
—	11 h. s.	1,50	8,02	67°	

DATES	HEURES	Quantité d'albumine par litre, en grammes.	Quantité d'azote par litre, en grammes.	COAGULATION	TRAITEMENT
8 février.	24 h.	0,50	7,33		Viande, pain suppres. du lait hypophosphite de soude 4 gr.
—	6 h. m.	1	7,22		
—	9 h. m.	1	6,02	62°	
—	11 h. m.	2	9,18		
—	5 h. s.	2	7,59	63°	
9 —	24 h.	1	7,22		Id.
—	1 h. m.	1	7,85		
—	9 h. m.	2,50	5,45	63°	
—	4 h. s.	1	6,36		
—	11 h. s.	1,50	8,48		
10 —	3h. m.	1,50	6,62	66°	Id.
—	12 h.	1	7,22		
—	5 h. s.	1,75	6,86		
11 —	24 h.	0,50	6,28	65°	Pas d'hypophosphite.
—	9 h. m.	0,50	6,52	63°	
—	11 h. m.	1,50	8,57		
—	6 h. s.	1	7,22		
—	11 h. s.	1,50	3,86	61°	
12 —	9 h. m.	0,50	5,95	63°	Hypophosphite 4 grammes. Même régime.
—	1 h. s.	1,50	7,72		
—	11 h. s.	1,50	8,33	67°	
13 —	3 h. m.	1	6,66		
—	9 h. m.	1	6,89	63°	Id.
—	5 h. s.	1	7.82		
—	11 h. s.	1,50	7,36	63°	
15 —	9 h. m.	1,50	8,31		Id.
—	1 h. s.	1,50	8,26		
—	7 o. s.	1	7,82		

DATES	HEURES	Quantité d'albumine par litre, en grammes.	Quantité d'azote par litre, en grammes.	COAGULATION	TRAITEMENT
16 février.	8 h. m.	1 »	6,89	62° 68°	Bain à 6 h. m.
—	11 h. m.	1,50	7,48		Même régime
—	6 h. s.	1 «	7,21	64° 71°	
17 —	1 h. m.	0,75	7,26		Même traitement
—	8 h. m.	1 »	8,23	66° 69°	Même régime
—	11 h. m.	1 »	8,86		
17 —	6 h. s.	1,50	8,35	64° 72°	
—	2 h. m.	0,50	7,02		id.
—	8 h. m.	1 »	7,78	62° 72°	
18 —	1 h. s.	1 »	6,96		
—	7 h. s.	1 »	6,52	64° 71°	
—	2 h. m.	1,50	6,98		id.
19. —	9 h. m.	1,50	7,24	66° 70°	
—	1 h. s.	1,50	7,92		
—	2	2	5,95	63° 72°	

Le 20, comme l'albumine augmente un peu on soumet le malade au régime lacté :

     1 h. m.   1,50   6,06
     8 h. m.   1   6,86

Le 21, le malade dit ne se sentir aucun mal depuis que l'œdème a disparu et demande à sortir pour ses affaires.

En résumé : le régime lacté fait diminuer l'albumine ainsi que les astringents du rein. L'abondante alimentation fait augmenter.

Observation III.

(SALLE SAINTE-MARIE, N° 40. — SERVICE DE M. LÉPINE.)

Cette malade, qui a accouché à la Charité, nous a été adressée
par M. Cassin, interne à la Maternité.

J. M. âgée de vingt-un ans, n° 40.

Pas d'antécédents héréditaires : a toujours été sujette à s'enrhumer mais n'a jamais fait de maladie sauf, il y a denx ans, qu'elle a
été atteinte d'un érysipèle. Le 13 février elle a accouché à la Charité. L'accouchement s'est passé régulièrement, mais pendant les
huit jours suivants elle a eu des pertes rouges abondantes. Elle
entre le 5 mars salle Sainte-Marie. Actuellement elle a des pertes
blanches. La palpation ne dénote rien d'anormal. Elle a une teinte
cireuse avec un peu de gonflement des paupières. Les muqueuses
sont décolorées, la malade se plaint surtout d'une douleur épigas-
trique interne et d'une douleur au niveau des reins. Elle éprouve
quelques crampes au creux de l'estomac diminuant par l'ingestion
des aliments. Elle a une diarrhée abondante depuis huit jours et
des vomissements fréquents. L'auscultation ne donne rien de particulier, l'expiration est un peu prolongée au sommet droit, mais
il n'y a pas de craquements. La malade n'a jamais eu d'hémoptysies.

Le cœur est normal. Il y a un léger œdème des membres infé-
rieurs et la malade se plaint d'avoir quelquefois des maux de tête.

La langue est rouge. Soif vive.

Le pouls est à 100 pulsations.

Le traitement institué consiste en 3 litres de lait et diète et de
plus une potion au sous-nitrate de bismuth.

L'urine de la malade est très-pâle, a une densité de 1,014, présente une légère acidité et donne par la chaleur et l'acide nitrique
un coagulum abondant.

DATES	HEURES	Quantité d'albumine par litre, en grammes.	Quantité d'azote par litre, en grammes.	COAGULATION	TRAITEMENT
7 Mars	24 h.	9	2,55		Potion au Bismuth.
8 —	»	12	2,65	58° 66°	
9 —	3 h. m.	7	2,01	60° 64° 69°	Suppression du Bismuth.
—	11 h. m.	10	3,01	59° 65° 70°	Diète lactée.
—	3 h. s.	12	2,45		
—	11 h. s.	9	2,27	61° 64° 69°	
10 —	3 h. m.	10	2,62	59° 66° 71°	Id.
—	7 h. m.	11	2,85		
—	3 h. s.	14	2,98	58° 65° 69°	
—	7 h. s.	12	2,98		
11 —	2 h. m.	8	3,01		Suppression de 2 litres de lait. Eau de chaux.
—	4 h. s.	8	3,49	66° 71°	
—	7 h. s.	10,50	2,67	65° 71°	
—	11 h. s.	16	3,26		
12 —	4 h. m.	10	3,33	64° 70°	Id.

DATES	HEURES	Quantité d'albumine par litre, en grammes.	Quantité d'azote par litre, en grammes.	COAGULATION	TRAITEMENT
12 mars.	6 h. m.	8 »	2,17		Même traitement.
—	4 h. s.	10 »	3,49	65° 72°	
—	7 h. s.	11 »	3,33		
—	11 h. s.	7 »	2,98		
13 —	3 h. m.	6 »	2,48	75°	id.
—	6 h. m.	8 »	3,01		
—	11 h. m.	9 »	2,72		
—	4 h. s.	8 »	2,49	70° 75°	
—	7 h. s.	10 »	3,27		
—	11 h. s.	8 »	2,98		
—	4 h. m.	8 »	2,17	66° 71°	id.
14 —	11 h. m.	4 »	2,72		
—	4 h. s.	4,50	3,49	63° 71°	
—	11 h. s.	5 »	3,81		
—	3 h. m.	5 »	3,37	68° 73°	id.
15 —	7 h. m.	6 »	2,98		
—	7 h. s.	4,50	2,89	62°	
			2,62	70°	
16 Mars.	7 h. m.	3,75			
—	3 h. s.	3,50	2,27	76°	
—	7 h. s.	3,50	2,05	75°	
—	11 h. s.	4	2,43		
17 —	4 h. m.	4	2,05	60°	

DATES	HEURES	Quantité d'albu-mine par litre en grammes.	Quantité d'azote par litre, en grammes.	COAGULATION	TRAITEMENT
17 mars.	7 h. m.	5	2,36		Même traite-ment.
—	4 h. s.	3,50	2,51	72°	
—	7 h. s.	3,50	2,37		
18 —	7 h. m.	4	2,42		
—	11 h. m.	4,35	2,67		
—	7 h. s.	5,50	2,86		
	11 h. s.	4	2,01		
19 —	4 h. m.	3	2,65		
—	7 h. m.	4	2,17		
—	4 h. s.	5	2.93		
—	7 h. s.	6	3,04		
20 —	7 h. m.	4	3,26		Le malade ne
—	4 h. s.	5	2,82		peut plus sup-porter le lait,
—	11 h. s.	5	2,46		suppression du
21 —	7 h. m.	5	2.78		lait. Bouillon.
—	7 h. s.	5	2,48		
—	11 h. s.	5	3,26		
22 —	7 h. m.	4,50	3,01		
—	7 h. s.	5,50	2,86		

Les jours suivants : 23, 24. 25, la malade se trouve bien mieux et la quantité d'albumine diminue chaque jour.

En résumé : Le régime lacté fait diminuer l'albumine.

Observation IV.

G. R. trente-neuf ans, a exercé la profession de mineur de 13 à 20 ans ; pendant ce temps il a joui d'une bonne santé cependant à l'âge de 17 ans, il a eu une fièvre typhoïde assez grave et une seconde fois, une fièvre sans type marqué, revenant à des intervalles irréguliers, de un ou plusieurs jours, et qui dura en tout trois semaines. A 20 ans, pendant son service militaire, il eut une syphilis qui paraît avoir été légère, il n'a eu qu'une éruption secondaire et des plaques muqueuses. Il reste encore un noyau induré blanchâtre sur la rainure préputiale. Il a fait la campagne en 1870, et pendant sa captivité il eut une fièvre pendant trois semaines sans type régulier, coupée par une seule dose de sulfate de quinine. Il a beaucoup souffert à cette époque, il était mal nourri et logé dans des casemates. Il a quitté le service militaire en 1875, a été depuis manœuvre et a toujours été bien portant jusqu'au mois d'octobre dernier.

Vers le 20 octobre, il s'est couché un jour, pendant une heure environ, sur une planche à l'ombre. Le soir, violentes douleurs à la région lombaire, sans frissons, sans fièvre. Il dut garder la chambre et le lit pendant trois jours. A ce moment léger œdème des malléoles. Il reprit son travail sans rien de particulier jusqu'aux premiers froids. Vers le 15 ou 18 novembre réapparition de l'œdème des malléoles. Au bout d'un mois, les jambes étaient très-enflées, le scrotum gros comme la tête d'un enfant et les paupières un peu bouffies : le médecin consulté ordonna entr'autre chose la diète. Au bout de deux mois, vers le milieu de janvier guérison, mais il restait un léger œdème qui disparaissait la nuit.

Vers le 1ᵉʳ mars, il reprend son travail pendant trois jours, mais il dut l'interrompre parce que l'œdème reparaissait.

Actuellement teinte jaunâtre des téguments. Pas de bouffissure de la face, œdème remontant jusqu'au genoux. Pas d'ascite, amaigrissement, perte des forces. Céphalalgie au moment du plus fort œdème : A ce moment un peu de trouble de la vue avec des mouches volantes. Pas de troubles oculaires actuellement :

Rien aux poumons, ni au cœur.

Très-grand appétit, fonctions digestives très-bonnes.

Rien au foie, ni à la rate.

Pas de douleurs lombaires, ni spontanée, ni à la pression. Urine en quantité moindre qu'à l'état normal, à peine un litre par jour, de couleur un peu foncée, légère réaction acide, de densité 1,018. Précipité abondant par l'acide nitrique et coagulum par la chaleur.

Le malade reste sans traitement pendant quelques jours afin de pouvoir expérimenter sur son urine.

Pour le dosage de l'albumine, voir page 20.

LYON. — IMP. H. ALBERT, QUAI DE LA GUILLOTIÈRE, 40.

9 782019 240493